BEI GRIN MACHT SICH IHR WISSEN BEZAHLT

AF141167

- Wir veröffentlichen Ihre Hausarbeit, Bachelor- und Masterarbeit

- Ihr eigenes eBook und Buch - weltweit in allen wichtigen Shops

- Verdienen Sie an jedem Verkauf

Jetzt bei www.GRIN.com hochladen und kostenlos publizieren

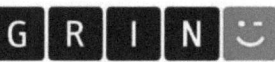

Kurskonzept zur Behandlung von Übergewicht für Mitarbeiter eines Unternehmens. Sensibilisierung zum Umgang mit dem Thema Ernährung

Nina Dongov

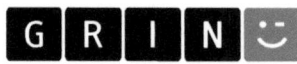

Bibliografische Information der Deutschen Nationalbibliothek:

Die Deutsche Nationalbibliothek verzeichnet diese Publikation in der Deutschen Nationalbibliografie; detaillierte bibliografische Daten sind im Internet über http://dnb.d-nb.de abrufbar.

ISBN: 9783346772305
Dieses Buch ist auch als E-Book erhältlich.

© GRIN Publishing GmbH
Nymphenburger Straße 86
80636 München

Alle Rechte vorbehalten

Druck und Bindung: Books on Demand GmbH, Norderstedt Germany
Gedruckt auf säurefreiem Papier aus verantwortungsvollen Quellen

Das vorliegende Werk wurde sorgfältig erarbeitet. Dennoch übernehmen Autoren und Verlag für die Richtigkeit von Angaben, Hinweisen, Links und Ratschlägen sowie eventuelle Druckfehler keine Haftung.

Das Buch bei GRIN: https://www.grin.com/document/1303740

Academy of Sports

Gruppenberatung – Übergewicht

Abschlussarbeit Ernährungsberatung

Nina Dongov

26.10.2022

Inhalt

1. Einleitung

In dieser Arbeit erstelle ich ein Kurskonzept zur Behandlung von Übergewicht. Für jede Kursstunde entwickle ich einen Schwerpunkt und zeige Methoden auf, wie dieses Thema vermittelt werden könnte. Dabei gehe ich auf die Hintergründe ein (z.B. warum ist dieser Schwerpunkt wichtig in Bezug auf die Gewichtsreduktion?).

Beauftragt wurde ich in meinem Fall durch das Gesundheitsmanagement eines Unternehmens mit rund 7.000 Beschäftigten, diese sind überwiegend im Produktionsumfeld tätig. Das Unternehmen bietet sogenannte „Präventionsschichten" an, für welche nun auch ein Kurskonzept zum Abnehmen erarbeitet werden soll. Eine Präventionsschicht umfasst eine reguläre Schicht (8 Std) und behandelt u. A. Themen wie Schlafhygiene, Herausforderungen von Schichtarbeit und Sozialleben, Ernährung bei Schichtarbeit sowie Sport und Schichtarbeit.

Es geht in diesem Kurskonzept nicht um eine kurzfristige Diät, sondern um die Sensibilisierung zum Umgang mit dem Thema Ernährung und einem langfristigen Umdenken. Dabei stehen die Besonderheiten der Zielgruppe meines Kursprogramms im Vordergrund.

1.1 Rahmenbedingungen der Gruppe

Folgende Rahmenbedingungen liegen für die Gruppe vor:

- Teilnehmer: 8-12 Personen
- Kursstunden: 6-8 Einheiten (je 60-90 Minuten)
- Koch- und Einkaufsmöglichkeiten sind vorhanden.

1.1.1 Was bedeutet Übergewicht?

„Wenn das Körpergewicht bei einer gegebenen Körpergröße über das Normalmaß hinausgeht, spricht man von Übergewicht. Starkes Übergewicht wird auch als Adipositas bezeichnet und von der Weltgesundheitsorganisation (WHO) als eigenständige Krankheit eingestuft. Eine Adipositas ist ein Risikofaktor für bestimmte chronische Erkrankungen wie Diabetes mellitus Typ 2, Herz-Kreislauf-Erkrankungen und einzelne Krebserkrankungen und geht mit einem höheren Risiko frühzeitig zu sterben einher. Adipositas und die damit verbundenen Folgekrankheiten sind für das Gesundheitssystem eine erhebliche Herausforderung und stellen nicht nur in Deutschland, sondern auch international ein bedeutendes PublicHealth-Problem dar" heißt es im Journal of Health Monitoring des RKI aus dem Jahr 2017 (Anja Schienkiewitz, 2017).

Zur Definition von Übergewicht/Adipositas wird häufig der Body Maß Index (BMI) zugrunde gelegt. Er berechnet sich wie folgt: **BMI = Körpergewicht : (Körpergröße)²**. In der folgenden Grafik der Deutschen Adipositas Gesellschaft ist exemplarisch dargestellt, wie sich der BMI bei Erwachsenen clustert:

BMI bei Erwachsenen

Die Gewichtsklassifikation bei Erwachsenen anhand des BMI ist wie folgt:

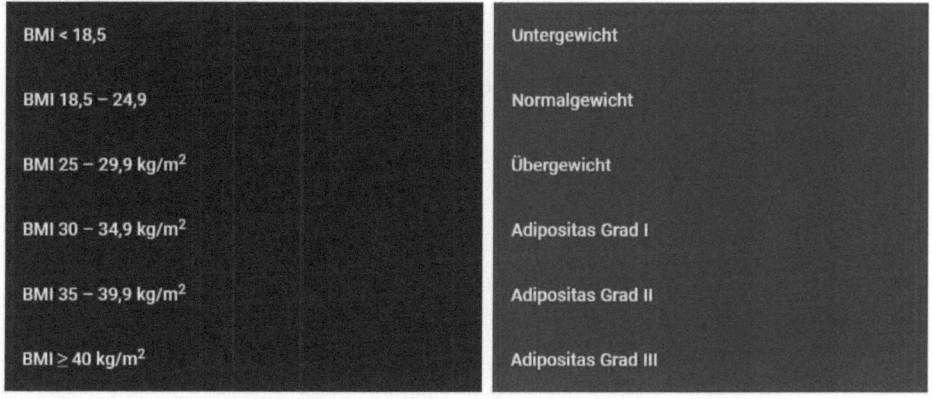

BMI < 18,5	Untergewicht
BMI 18,5 – 24,9	Normalgewicht
BMI 25 – 29,9 kg/m²	Übergewicht
BMI 30 – 34,9 kg/m²	Adipositas Grad I
BMI 35 – 39,9 kg/m²	Adipositas Grad II
BMI ≥ 40 kg/m²	Adipositas Grad III

Abbildung 1

1.1.2 Häufigkeit von Übergewicht in Deutschland

Gemäß einer Studie des Robert-Koch-Instituts (RKI) aus dem Jahr 2014 gelten zwei Drittel der Männer (67 %) und die Hälfte der Frauen (53 %) in Deutschland als übergewichtig. Sogar ein Viertel der Erwachsenen (23 % der Männer und 24 % der Frauen) ist stark übergewichtig (adipös) (RKI, 2014)

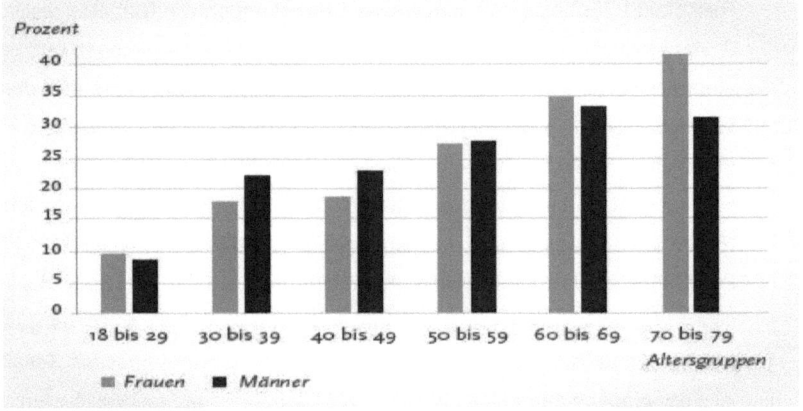

Abbildung 2

1.2 Ziele des Kurskonzepts

Mein Ziel für die Teilnehmenden dieses Kurskonzerts soll es sein, die Beschäftigten des Unternehmens beim Abnehmen zu unterstützen. Hierbei ist es mir wichtig, dass die Beschäftigten nachher in der Lage sind:

- die eigene Ernährung schrittweise umzustellen
- keinen Diättrends zu folgen
- in einem moderaten Kaloriendefizit zu sein
- nicht komplett zu verzichten
- und die passende Ernährung für ihren Alltag zu finden.

Auch das Unternehmen verfolgt Ziele für dieses Kurskonzept. In Kooperation mit dem werksärztlichen Dienst und der Betriebskrankenkasse des Unternehmens, wurde der Unternehmensleitung und dem Gesundheitsmanagement anonymisiert aufgezeigt, dass die Beschäftigten, besonders aus dem Produktionsumfeld, zunehmend Gewichtsprobleme aufweisen. Dies kann Auswirkungen auf die krankheitsbedingten Ausfallzeiten der Beschäftigten sowie auf die Produktivität haben.

Ziele des Kurskonzepts aus betrieblicher Perspektive sollen die Gewichtsreduktion, Erhaltung der Arbeits- und Leistungsfähigkeit sowie die Gesunderhaltung und Zufriedenheit der Beschäftigten sein. Maßnahmen des Gesundheitsmanagements, wie dieses Kurskonzept zur Gewichtsreduktion, können zudem zur Mitarbeiterbindung sowie zur Reduzierung von Arbeitsunfähigkeitszeiten beitragen.

1.3 Daten zur Zielgruppe

Als Zielgruppe wurden Beschäftigte aus der Produktion, die im 3-Schichtrhythmus arbeiten, ausgewählt.
Der Schichtrhythmus sieht konkret wie folgt aus:
Die Frühschicht geht von 06:00 Uhr – 14:00 Uhr, die Spätschicht von 14:00 Uhr – 22:00 Uhr und die Nachtschicht von 22:00 Uhr – 06:00 Uhr. Der Schichtwechsel gestaltet sich konkret wie folgt: 2 Tage Früh-, 2 Tage Spät-, 2 Tage Nacht-, 3 Tage Freischicht.

Für den Kurs ist es wichtig, dass alle Teilnehmenden eine ähnliche Vorstellung des Kurses haben und freiwillig am Kurs teilnehmen. Nur dadurch ist eine erfolgreiche Kursgruppe gegeben. Es gibt im Vorfeld des Kurskonzepts eine Informationsveranstaltung. Hier müssen alle interessierten Beschäftigten Angaben über die eigene Person und ihre Ernährungsgewohnheiten machen, welche im Anschluss der Informationsveranstaltung ausgefüllt abgegeben werden müssen. Danach wird durch die Kursleitung über eine Teilnahme entschieden.

1.4 Ausschlusskriterien

Mit dem Unternehmen wurden folgende Kriterien definiert, die zum Ausschluss führen: nicht teilnehmen dürfen Beschäftigte unter 18 und über 60 Jahren, Untergewichtige, Schwangere, Beschäftigte mit schweren, chronischen

Erkrankungen, mit starken Lebensmittelunverträglichkeiten, bei regelmäßiger Medikamenteneinnahme, sowie übermäßigem Alkoholkonsum. Weiter werden Beschäftigte ausgeschlossen, die keinen oder einen unvollständigen Fragebogen einreichen.

Interessierte Beschäftigte, die für das Kurskonzept nicht in Fragen kommen, werden darüber informiert.

1.5 Herausforderungen der Zielgruppe

Schichtarbeit hat in der modernen Arbeitswelt einen großen Stellenwert und ist aus ihr kaum wegzudenken. In vielen Bereichen, zum Beispiel in der Industrie, ist sie nahezu alternativlos. Dabei stehen technologische Gründe für Schichtarbeit in der heutigen Industriegesellschaft ebenso im Vordergrund, wie natürlich auch ökonomische Gründe.

Schichtarbeit, besonders die Nachtschicht, greift allerdings in unseren Biorhythmus ein. Wir alle haben eine „innere Uhr", den sogenannten Chronotypus. Der Chronotypus ist ein persönlich und genetisch festgelegtes Merkmal, welches definiert, wie unsere „innere Uhr" getaktet ist und wann wir am leistungsfähigsten sind (umgangssprachlich wird hier häufig zwischen „Lerchen" und „Eulen" entschieden). Die „innere Uhr" ist z.B. für den Wechsel von Schlaf- und Wachzustand, Hunger, Körpertemperatur, Blutdruck, Blasenentleerung, Zellteilung, Stimmung und weitere andere körperliche und geistige Funktionen verantwortlich.

Eine gesunde Ernährung trägt dazu bei, dass Beschäftigte auch früh am Morgen und in der Nacht konzentriert und leistungsfähig bleiben. Für Beschäftigte in Schichtarbeit ist es daher besonders wichtig, das Richtige zum geeigneten Zeitpunkt zu essen.

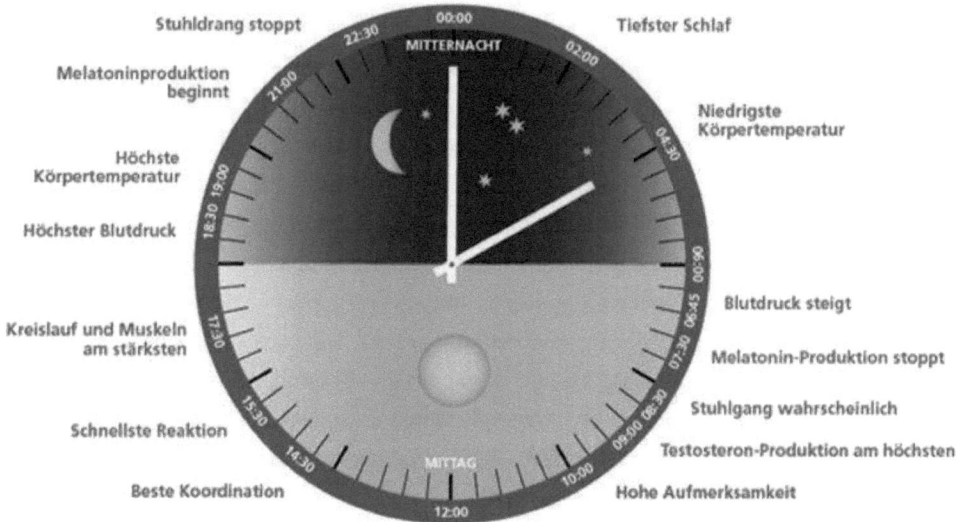

Abbildung 3

Die AOK empfiehlt hier:

„Die typische Arbeitszeit bei Nachtschicht liegt zwischen 22 und 6 Uhr. Die Ernährung sollte nachts möglichst leicht bekömmlich sein, da der Magen-Darm-Trakt, wie die übrigen inneren Organe, im Ruhemodus ist.

Ein wünschenswertes Mahlzeitenmuster bei Nachtschichten sieht so aus (die Werte in Klammern sind der prozentuale Anteil der Tagesenergiemenge):

- Frühstück, zu Hause, 7 bis 8 Uhr (12 Prozent)
- Mittagessen, zu Hause,12 bis 13 Uhr (25 Prozent)
- Zwischenmahlzeit, 16 bis 17 Uhr (10 Prozent)
- Abendessen, zu Hause, 19 bis 20 Uhr (20 Prozent)
- Erste Nachtmahlzeit, 0 bis 1 Uhr (25 Prozent)
- Zweite Nachtmahlzeit, 4 bis 5 Uhr (8 Prozent)" (AOK, 2021)

Durch die Schichtarbeit kann es zu beispielhaft zu folgenden Verhaltensweisen kommen, die sich zudem negativ auf die Ernährung und das Gewicht auswirken können:

- Häufiges Snacken anstelle von vollwertigen Mahlzeiten
- Unregelmäßiges Essen
- Das Hunger- und Sättigungsgefühl wird gestört
- Unregelmäßiger oder nicht ausreichender Schlaf

- Gefühl von Zeitmangel.

Wer im Schichtrhythmus arbeitet, hat in der Regel eines nicht wirklich: Zeit. Dementsprechend scheint es für viele Beschäftigte im Schichtdienst kaum möglich, jeden Tag frisch zu kochen. Doch anstatt zu Fertigprodukten zu greifen, ist es schon ausreichend, eine kleine Restrukturierung des Alltags und der Gewohnheiten vorzunehmen. Die Lösung ist dabei einfach, denn „Meal-Prepping" oder schlicht vorkochen machen dies problemlos möglich. Wer seine Speisen im Vorhinein zubereitet, hat keine Probleme mehr damit, auch in stressigen Situationen gesund zu essen. Die gesunden und auf den individuellen Nährstoffbedarf angepassten Speisen, müssen ebenso wie Fertigpizzen nur noch erwärmt werden, sodass das aufwändige und zeitraubende Kochen entfällt. Dies hat oft auf den netten Nebeneffekt, dass neben Zeit auch Geld gespart wird.

Eine weitere Herausforderung liegt darin, dass der Arbeitgeber natürlich nur bedingt Einfluss auf das (private) Verhalten der Beschäftigten nehmen kann und darf. Den Beschäftigten aber im betrieblichen Umfeld die Bedingungen zu schaffen, die der Gesundheit nicht schaden, unter Umständen sogar zuträglich sind, kann man allerdings als Fürsorgepflicht des Arbeitgebers bezeichnen. Wichtig ist hierbei allerdings, die Grenze als Arbeitgeber einzuhalten und den Beschäftigten nur die Impulse und das Wissen zu geben, mit denen die Beschäftigten auch privat weiterarbeiten können.
Mein Kursprogramm richtet sich an die Beschäftigten, ich habe den Arbeitgeber aber auch im Hinblick auf die Verpflegung in der Kantine beraten, dies ist allerdings kein Bestandteil dieser Ausarbeitung.

2. Kurskonzept

2.1 Planung des Kurskonzepts

Im Folgendem wird die detaillierte Organisation des Kurskonzeptes dargestellt. Es wird auch auf die gewählte Ernährungsform für die Zielgruppe, die gewählte Makroverteilung für das Kurskonzept, die Räumlichkeiten und die

Gesamtkursdauer, die eingesetzten Medien sowie auf den Ablauf und auf die einzelnen Kurstreffen inklusive deren Vorbereitungen eingegangen.

2.1.1 Ernährungsform des Kurskonzepts

Für die Zielgruppe der Schichtarbeitenden des Unternehmens, habe ich mich für ein leichtes „Low Carb" Konzept entschieden. Da sich durch Schichtarbeit die "gewöhnlichen" Schlafenszeiten verschieben und viele Körperfunktionen zur späten Stunde in eine Art „Ruhezustand" verfallen, ist der Körper einer zusätzlichen Belastung ausgesetzt. So fallen nachts z.b. der Blutdruck und die Körpertemperatur, Puls, Atmung und Herzschlag verlangsamen sich. Auch die Leistung der Verdauungs- und Entgiftungsorgane nehmen ab.

Eine komplette Umstellung auf den Nachtschicht-Modus ist dem Körper leider nicht möglich, da er äußeren Einflüssen, wie Alltagsgeräuschen oder Sonnenlicht ausgesetzt ist. Viele Schichtarbeiter klagen z.B. über Schlafstörungen, Appetitlosigkeit oder Müdigkeit. Um den Magen-Darm-Trakt nicht zu sehr zu belasten, ist es empfehlenswert, auf die richtige Ernährung zu achten. Besonders geeignet sind Mahlzeiten mit Fisch, Eiern und magerem Fleisch. Als Beilage empfehlen sich Kartoffeln, Reis oder Nudeln sowie Gemüse und Salate. Auch Milchprodukte und Obst sind geeignete Speisen, die leicht bekömmlich sind.

Generell empfiehlt es sich, bei der Schichtarbeit mehrere kleine Mahlzeiten zu sich zu nehmen.

2.1.2 Gewählte Makroverteilung des Kurskonzepts

Für das Kurskonzept habe ich mich für eine leichte Low Carb Ernährung entschieden.

Der Zielgruppe werde ich als Kursleitung über das Kurskonzept empfehlen, die Verteilung der Makronährstoffe ungefähr wie folgt vorzunehmen:

20 Prozent einer Mahlzeit sollten aus Eiweißen bestehen. Diese sind z.B. an der Bildung von Muskeln und Knochen beteiligt. Außerdem transportieren sie lebenswichtige Stoffe.

30 Prozent der Mahlzeit sollten aus Fetten bestehen. Diese liefern Energie, gelten als Geschmacksträger und Omega 3-Fettsäuren spielen z.B. eine bedeutende Rolle im Zellaufbau, stärken das Immunsystem und wirken entzündungshemmend.

50 Prozent sollten weiter aus Kohlenhydraten bestehen. Sie sind wichtig für viele Stoffwechselvorgänge und Organe. Vor allem die Muskeln und das Gehirn brauchen viele Kohlenhydrate.

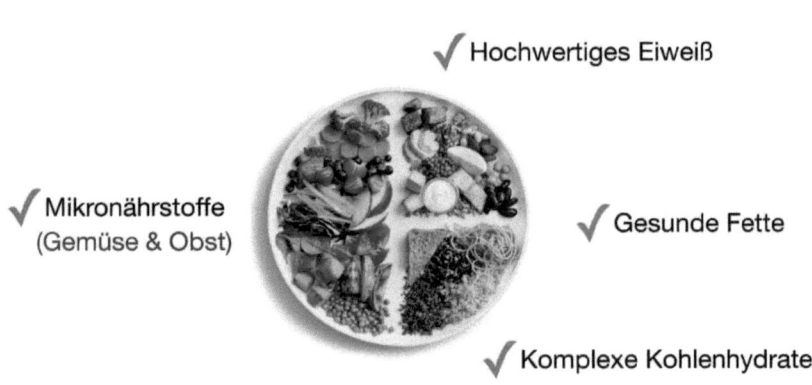

Abbildung 4

2.1.3 Dauer, Ort und Größe des Kurses

Die Gesamtdauer des Kurses erstreckt sich über 8 Wochen, bei jeweils einem Treffen pro Woche, welches 90 Minuten dauert. Der Kurs findet im Rahmen der „Präventionsschichten" statt, welche durch das Unternehmen angeboten werden und gesamthaft die Dauer einer Schicht (8 Stunden) haben. Die Teilnahme an der Präventionsschicht und somit an dem Kurskonzept gilt als Arbeitszeit und ist für die Teilnehmenden mit keinem zusätzlichen Zeitaufwand außerhalb der Arbeitszeit verbunden.

Die Präventionsschichten finden in den betrieblichen Räumlichkeiten des Unternehmens statt. Hierfür wird ein Seminarraum zur Verfügung gestellt, der mit 50 qm² ausreichend Platz bietet, ruhig gelegen ist und nicht von außen eingesehen werden kann. Sowohl der Raum als auch das Kurskonzept, bieten die Möglichkeit den Kurs in Präsenz oder (bei Bedarf) remote durchzuführen. Wasser und Kaffee stehen, durch das Unternehmen bereitgestellt, ebenfalls für alle Teilnehmenden zur Verfügung.

Der Kurs besteht aus mindestens 8 und maximal 12 Teilnehmenden. So ist es der Kursleitung gut möglich, auf individuelle Fragen einzugehen. Bei dieser Gruppengröße ist ebenfalls ein reger Austausch oder eine eventuelle Gruppenarbeit möglich.

2.1.4 Eingesetzte Medien

Der vom Unternehmen zur Verfügung gestellt Seminarraum ist mit aktueller Präsentationstechnik ausgestattet. Es stehen u.A. Beamer, PC´s und Flipcharts zur Verfügung. Die Kursleitung verwendet überwiegend PowerPoint Folien zur Veranschaulichung bestimmter Themen im Rahmen des Kurskonzepts.

Für die Teilnehmenden stehen für den Kurs Zettel und Stifte zur Verfügung, um sich Notizen machen zu können. Die präsentierten Inhalte werden den Teilnehmenden aber am Ende des Kurskonzepts auch zur Verfügung gestellt.

2.2 Inhalt des Kurskonzepts

Nachfolgend beschreibe ich detailliert den Inhalt des Kurskonzept, welches ich für die bereits beschriebene Zielgruppe ausgewählt habe. Hierbei gehe ich exemplarisch auf jede einzelne Kursstunde und deren Schwerpunkte/Inhalte ein.

2.2.1 Aufteilung Theorie und Praxiseinheiten

In meinem Kurskonzept arbeite ich mit Theorie- und Praxiseinheiten. Es ist mir wichtig, den Teilnehmenden sowohl Grundlagenwissen zu vermitteln als auch praktische Erlebnisse im Hinblick auf das Thema Ernährung und den Umgang mit Lebensmitten ins Konzept einzubauen. Durch die Theorieeinheiten erhalten die Teilnehmenden das theoretische Wissen sowie eine Sensibilisierung zum Thema Ernährung and Abnehmen. Die Praxiseinheiten sollen dabei helfen, eigene Erfahrungen zu sammeln, der Theorie Struktur zu geben und soll dabei helfen, eigene Gewohnheiten anzupassen.

2.2.2 Erst-/Einzelgespräche

Bevor das Gruppenkonzept startet, werden zu Beginn des Kurses mit allen Teilnehmenden Erst- bzw. Einzelgespräche geführt. Diese dienen dem Kennenlernen, der Vertrauensbildung sowie Klärung erster Erwartungen und Fragen. In diesen Einzelgesprächen werden die vorab ausgefüllten Anamnesebögen und Ernährungsprotokolle besprochen und ausgewertet. Natürlich bieten die den Teilnehmenden auch die Möglichkeit erste Fragen und Sorgen mit der Kursleitung zu besprechen.

2.2.2.1 Kursstunde 1: Vortrag Ernährung und Wiegen

Zu Beginn der ersten Kursstunde werden alle Teilnehmenden gewogen. Die Waage ist so platziert, dass die anderen Teilnehmenden die Ergebnisse nicht mitbekommen. Es steht den Teilnehmenden frei, diese mit den anderen Gruppenmitgliedern zu teilen. Die Kursleitung notiert das Gewicht zu jedem Teilnehmenden, um die Ausgangslage zu dokumentieren.

Inhaltlich ist der Vortrag zur ersten Stunde folgendermaßen aufgebaut (stichwortartig):

- Einheit der Energie

  - kcal und kj

- Energieliefernde Nährstoffe

  - Kohlenhydrate, Fette Eiweiß

- Einflussfaktoren auf den Energiebedarf

  - Alter, Körpergröße, Körpergewicht, Aktivität

- Warum nehme ich eigentlich ab oder zu?

  - Verhältnis von Energiezufuhr und Energieverbrauch

- Ernährungsbedingte Erkrankungen

- z.B. Übergewicht, Diabetes mellitus II

- Wie sollte eine gesunde Ernährung aussehen

-10 Regeln der DGE

- Getreide, Getreideprodukte, Kartoffeln und Reis

- u.A. lösliche und unlösliche Ballaststoffe, Vollkorn

- Gemüse, Salat und Obst

- „5 am Tag", Pflanzenstoffe

- Fleisch, Fisch und Eier

- Alternativen zu Fleisch, Nachteile von zu hohem Fleischkonsum

- Milch und Milchprodukte

- Eiweißgehalt, vegane Alternativen

- Fette und Öle

- gesunde Fette, gesättigte und ungesättigte Fettsäuren

- Wasser und Getränke

- flüssige Kalorien, Flüssigkeitsbilanz.

Dieser Part des Kurskonzept soll den Teilnehmenden zum einen helfen, erst einmal ein Gefühl für die derzeitige Ausgangslage ihres Gewichts zu bekommen. Wenn gewünscht kann ein Austausch mit den anderen Teilnehmenden erfolgen, was zu Motivation oder auch einem kleinen „Wettstreit" bei der Abnahme führen kann.

Der Vortrag zum Thema Ernährung soll den Teilnehmenden einen Überblick zum Thema Ernährung, Energie, den verschiedenen Lebensmittelgruppen und den einzelnen Makronährstoffen geben. Dies ist wichtig, um ein Gefühl dafür zu bekommen, wieviel Energie welches Lebensmittel liefert und einzuschätzen, wie viel Energie der Körper benötigt, um leistungsfähig zu sein. Dies dient der Sensibilisierung im Umgang mit der eigenen Ernährung.

2.2.2.2 Kursstunde 2: Gruppenarbeit „Was hat mehr Kalorien?"

In der ersten Kursstunde wurden die Teilnehmenden sensibilisiert, wie viel Energie unterschiedliche Lebensmittel liefern.

In der zweiten Kursstunde steht ein aktiverer Part für die Teilnehmenden im Vordergrund. Durch die Kursleitung werden verschiedene Lebensmittel und Gerichte präsentiert, die die Teilnehmenden in Kleingruppen im Hinblick auf die Kalorienanzahl einschätzen sollen und ein entsprechendes Ranking erstellen sollen, welches Lebensmittel und welches Gericht die wenigste und welches die höchste Kalorienanzahl besitzt. Die Teilnehmenden haben nach der Vorstellung der Lebensmittel und Gerichte Zeit z.B. Verständnisfragen zu stellen, danach wird in Kleingruppen (2-3 Personen) diskutiert und erarbeitet, wie die Gruppen die entsprechenden Lebensmittel und Gerichte ranken würden. Ein Vertreter der Gruppe präsentiert anschließend allen die Ergebnisse seiner Kleingruppe. Nach der Präsentation aller Kleingruppenergebnisse diskutieren alle gemeinsam mit der Kursleitung über die Ergebnisse und die jeweiligen Einschätzungen der Gruppen. Abschließend wird durch die Kursleitung aufgeklärt, wie das korrekte Ranking aussieht.

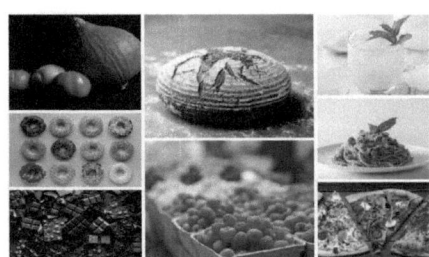

Was hat mehr Kalorien?

Abbildung 5

Diese Einheit soll das Gespür der Teilnehmenden für Lebensmittel und welchen Energiegehalt die besitzen verstärken. Oftmals wird über- und unterschätzt, welchen Energiegehalt bestimmte Lebensmittel und Gerichte haben. Im

13

Idealfall führt ein „Aha-Effekt" zu einem Umdenken im eigenen Umgang mit bestimmten Gerichten und Lebensmitteln.

2.2.2.3 Kursstunde 3: Vortrag Mindset und Wiegen

Viele kennen das: sie haben schon unzählige Diäten probiert, sind aber doch immer wieder gescheitert. Schon nach ein paar Tagen geben viele wieder auf und verfallen immer wieder in alte Verhaltens- und Denkmuster. Das macht deutlich: Abnehmen besteht nicht nur aus Ernährung und Sport. Das richtige Mindset bzw. die richtige Einstellung ist ein Schlüssel zur Gewichtsreduktion.

Häufig stehen hierbei negative Glaubenssätze im Weg. Ein Glaubenssatz ist eine Art innere Überzeugung. Glaubenssätze entstehen aus Erfahrungen, aus der Erziehung, aus den Medien und aus gesellschaftlichen, kulturellen oder religiösen Hintergründen. Das machen wir nicht bewusst, diese Prozesse verlaufen unbewusst und beeinflussen so leider auch unbewusst unser Leben. Deshalb ist es wichtig, sich seiner eigenen Glaubenssätze bewusst zu werden und sie regelmäßig kritisch zu hinterfragen. Diese Kursstunde soll den Teilnehmenden dabei helfen.

Zu Beginn der 3. Kursstunde werden die Teilnehmenden erneut (diskret) gewogen und das jeweilige Ergebnis durch die Kursleitung festgehalten. Auch dieses Mal steht es den Teilnehmenden frei ihre Ergebnisse für sich zu behalten oder sie mit den anderen zu teilen.

Die Teilnehmenden bekommen die Möglichkeit, selbst Glaubenssätze zu benennen, die sie über sich, ihren Körper und das Abnehmen haben. Diese werden durch die Kursleitung gesammelt. Hier könnten Aussagen kommen wie:

- Gesundes Essen macht nicht dick

- Das sind die Gene/ich war schon immer dick

- Ich kann nicht abnehmen/ich habe schon alles probiert.

Nach der Sammlung von Glaubenssätzen, die die Teilnehmenden benannt haben, hilft die Kursleitung in dieser Kurseinheit dabei, die negativen

Glaubenssätze in positive Glaubenssätze umzuwandeln. Aus einem „Ich muss meinen Teller leer essen" könnte z.B. ein „Ich höre auf die Bedürfnisse meines Körpers und höre auf zu essen, wenn ich satt bin" werden. Oder aus einem „Ich muss verzichten, um abzunehmen" könnte ein „Ich genieße es mich ausgewogen zu ernähren" werden.

Genau dies kann eben auch mit Gewohnheiten gemacht werden. Nicht nur Glaubenssätze, sondern auch unsere Gewohnheiten haben Einfluss auf uns. Für Stephen R. Covey sind Gewohnheiten die Schnittmenge zwischen Wissen, Können und Wollen. Beim Wissen geht es um das Was und das Warum. Können ist das Wie. Und das Wollen steht für die Motivation – für das „Ich will!". Um uns etwas zur Gewohnheit zu machen, brauchen wir alle drei Komponenten:

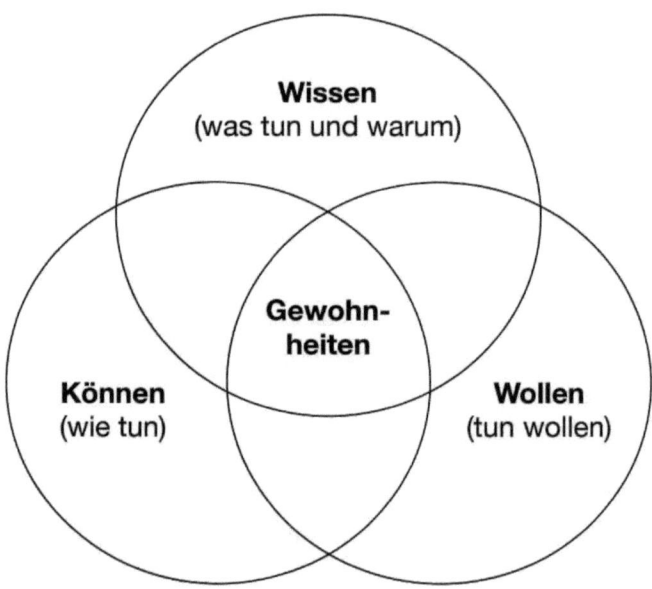

Abbildung 6

Wichtig ist es, seine schlechten Gewohnheiten zunächst zu erkennen. Wenn man sicher bewusst wird ist der erste Schritt gemacht, diese durch eine neue Gewohnheit zu ersetzen. Dies könnte zum Beispiel sein, das Handy abends nicht mit ins Schlafzimmer zu nehmen oder morgens nach dem Aufstehen direkt ein Glas Wasser zu trinken.

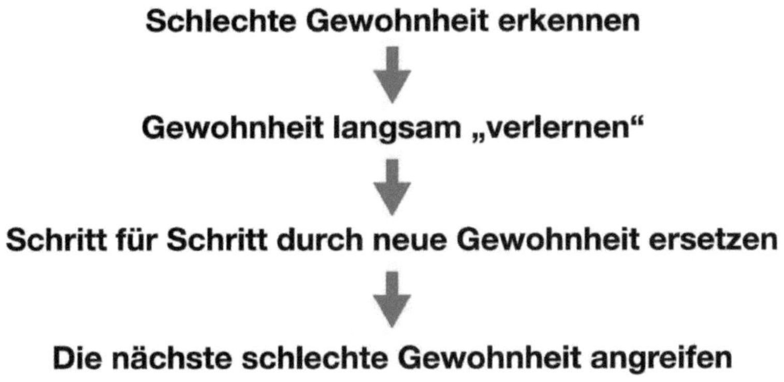

Schlechte Gewohnheit erkennen

↓

Gewohnheit langsam „verlernen"

↓

Schritt für Schritt durch neue Gewohnheit ersetzen

↓

Die nächste schlechte Gewohnheit angreifen

Abbildung 7

Hilfreich ist es, seine Ziele z.B. nach der SMART-Methode festzuhalten. In der nachfolgenden Grafik lässt sich ersehen, für was die jeweiligen Buchstaben der SMART-Methode stehen:

Anmerkung der Redaktion:
Diese Abbildung wurde aus urheberrechtlichen Gründen entfernt.

Abbildung 8

S steht für Spezifisch (das Ziel zu detailliert wie möglich benennen)

M steht für Messbar (das Ziel kann qualitativ und quantitativ bewertet werden)

A steht für Attraktiv (das Ziel muss erstrebenswert sein)

R steht für Realistisch (das Ziel muss erreichbar sein)

T steht für Terminiert (das Ziel hat einen verbindlichen Zeitplan).

2.2.2.4 Kursstunde 4: Einkaufsberatung

In der Kursstunde Nummer vier erhalten die Teilnehmenden eine konkrete Einkaufsberatung durch die Kursleistung. Es werden den Teilnehmenden konkrete Einkaufstipps an die Hand gegeben, sowie Tipps, wie die Teilnehmenden bei ihrem Einkauf sensibilisiert werden können. Hier werden beispielhaft Themen behandelt, wie nicht hungrig einkaufen zu gehen, genauer auf die Zutatenliste zu achten und den Wocheneinkauf bzw. die Speisen für die Woche vorzuplanen. Teilnehmende, denen es schwer fällt im Supermarkt an bestimmten Dingen vorbeizugehen (z.B. Chips oder Süßigkeiten), könnten ihren Einkauf online vorbestellen. Dies kann dabei helfen, tatsächlich nur die Dinge zu kaufen, die benötigt werden. Dies spart nicht nur Kalorien und Geld ein sondern auch Zeit denn der Einkauf muss dann nur noch abgeholt werden.

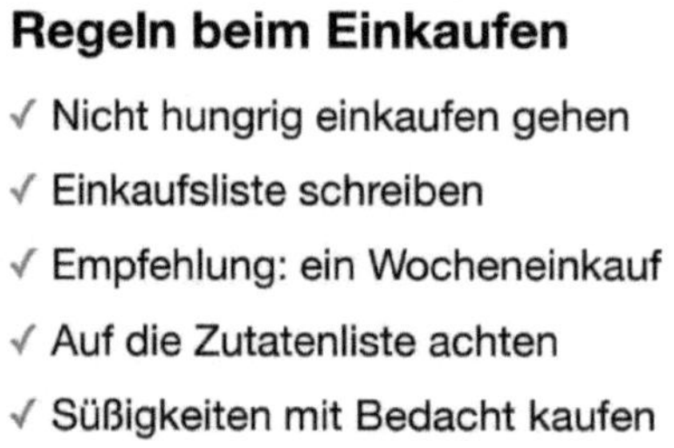

Regeln beim Einkaufen

✓ Nicht hungrig einkaufen gehen

✓ Einkaufsliste schreiben

✓ Empfehlung: ein Wocheneinkauf

✓ Auf die Zutatenliste achten

✓ Süßigkeiten mit Bedacht kaufen

Abbildung 9

Weiter werden in dieser Kurseinheit alternative Lebensmittel für eine leichte Low Carb Ernährung vorgestellt.

Brot gehört für die meisten Menschen zu den Grundnahrungsmitteln. Auch bei einer leichten Low Carb Ernährung müssen die Teilnehmenden nicht auf Brot verzichtet. Für eine leichte Low Carb Ernährung eignet sich beispielsweise Eiweißbrot, dieses gibt es mittlerweile in allen gängigen Supermärkten und Discountern.

Für die Pastaliebhaber unter den Teilnehmenden gibt es in dieser Kursstunde natürlich auch eine Alternative: hier könnte beispielsweise auf Alternativen wie Nudeln aus Gemüse (z.B. Zucchini oder Möhren) oder Konjak-Nudeln zurückgegriffen werden.

Und auch auf Reis muss keiner verzichten. Wer hierfür eine Alternative sucht, kann beispielsweise „Reis" aus Blumenkohl zubereiten und essen.

Den Teilnehmenden wird in dieser Stunde abschließend eine Einkaufsliste zur Verfügung gestellt, die ihnen den Einkauf für eine leichte Low Carb Ernährung erleichtert. Dies dient der Inspiration auf der Suche nach Alternativen und erleichtert im Idealfall auch die Einkaufsplanung für die Teilnehmenden.

2.2.2.5 Kursstunde 5: Vortrag Bewegung

Kursstunde 5 beschäftigt sich mit dem Thema Bewegung. Die Teilnehmenden haben in den vorherigen Kursstunden gelernt, dass sie abnehmen, wenn die Energiezufuhr geringer ist als der Energieverbrauch. Dies kann zum einen über die Ernährung gesteuert werden (indem weniger Energie durch Nahrung aufgenommen wird als verbraucht wird) oder dadurch, dass ich meinen Energieverbrauch erhöhe.

In der Kursstunde wird aufgezeigt, welche beispielhaften Aktivitäten wie viele Kalorien verbrauchen:

Anmerkung der Redaktion:
Diese Abbildung wurde aus urheberrechtlichen Gründen entfernt.

Abbildung 10

Bei der Zielgruppe der Schichtarbeiter ist es häufig schwierig, regelmäßig an einer (Gruppen-)Sportart teilzunehmen, daher liegt der Fokus in dieser Kursstunde auf der Erhöhung der Alltagsbewegung. Den Teilnehmenden wird aufgezeigt, wie mehr Bewegung in ihren (Arbeits-) Alltag eingebaut werden könnte. So könnten die Teilnehmenden z.B. auf dem Weg zur Kantine statt des Aufzugs die Treppe benutzen, sich einen Parkplatz suchen, der bewusst etwas weiter vom Arbeitsplatz weg ist, mit dem Rad zur Arbeit fahren oder die Pause für einen kleinen Spaziergang nutzen.

Diese Dinge erhöhen die Alltagsbewegung, ohne zusätzlichen großen Aufwand in den Alltag der Teilnehmenden zu bringen. Die beispielhaften Aktivitäten lassen sich problemlos in den (Arbeits-)Alltag der Beschäftigten einbauen und helfen dabei, den Energieverbrauch zu erhöhen.

2.2.2.6 Kursstunde 6: Gemeinsames Zubereiten

In Kursstunde 6 bekommen die Teilnehmenden wieder einen aktiveren Part denn in dieser Kursstunde wird gemeinsam Essen zubereitet und anschließend gemeinsam verzehrt. Hier wird wieder in 3 Kleingruppen gearbeitet. Die Gegebenheiten vor Ort für ein gemeinsames Zubereiten und Verzehren sind gegeben, da das Unternehmen über mehrere Kantinenbereiche verfügt, die wir für diese Kursstunde nutzen dürfen.

Nach der Zubereitung lösen sich die Teilgruppen wieder auf und die Teilnehmenden essen die selbst zubereiteten Speisen gemeinsam. Dabei können die Erfahrungen bei der Zubereitung ausgetauscht werden und die Teilnehmenden bekommen hoffentlich Impulse, dass Abnehmen und gesundes Essen nicht aufwändig sein muss. Alle 3 Rezepte dieser Kursstunde eignen sich auch als „Meal-Prep", die Teilnehmenden können sie also zu Hause zubereiten und sich problemlos mit an die Arbeit nehmen.
Neben den 3 Rezepten dieser Kursstunde, erhalten die Teilnehmenden nach dieser Kurseinheit weitere Rezeptideen, die zu Hause zubereitet werden können und die man ebenfalls gut mitnehmen kann.

Die 1. Teilgruppe beschäftigt sich mit der Zubereitung der Vorspeise (Paprika-Bacon-Popper). Das Rezept für 1 Portion lautet:

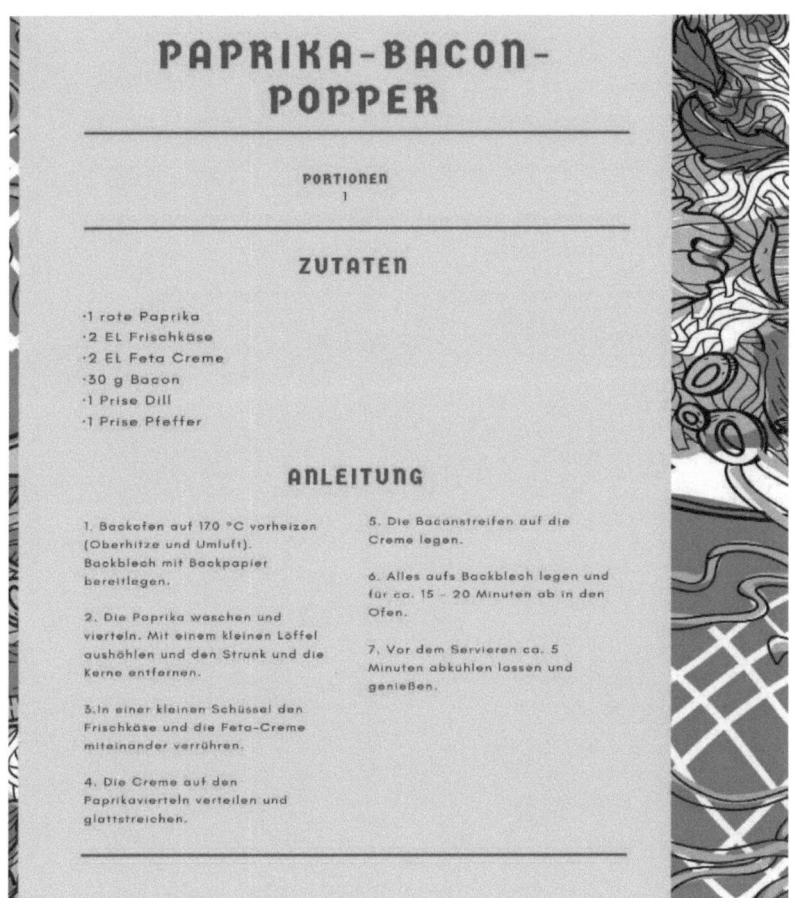

PAPRIKA-BACON-POPPER

PORTIONEN
1

ZUTATEN

- 1 rote Paprika
- 2 EL Frischkäse
- 2 EL Feta Creme
- 30 g Bacon
- 1 Prise Dill
- 1 Prise Pfeffer

ANLEITUNG

1. Backofen auf 170 °C vorheizen (Oberhitze und Umluft). Backblech mit Backpapier bereitlegen.

2. Die Paprika waschen und vierteln. Mit einem kleinen Löffel aushöhlen und den Strunk und die Kerne entfernen.

3. In einer kleinen Schüssel den Frischkäse und die Feta-Creme miteinander verrühren.

4. Die Creme auf den Paprikavierteln verteilen und glattstreichen.

5. Die Baconstreifen auf die Creme legen.

6. Alles aufs Backblech legen und für ca. 15 – 20 Minuten ab in den Ofen.

7. Vor dem Servieren ca. 5 Minuten abkühlen lassen und genießen.

Abbildung 11

Die 2. Teilgruppe kümmert sich um die Zubereitung der Hauptspeise (Pizza Muffins). Das Rezept für eine Portion lautet:

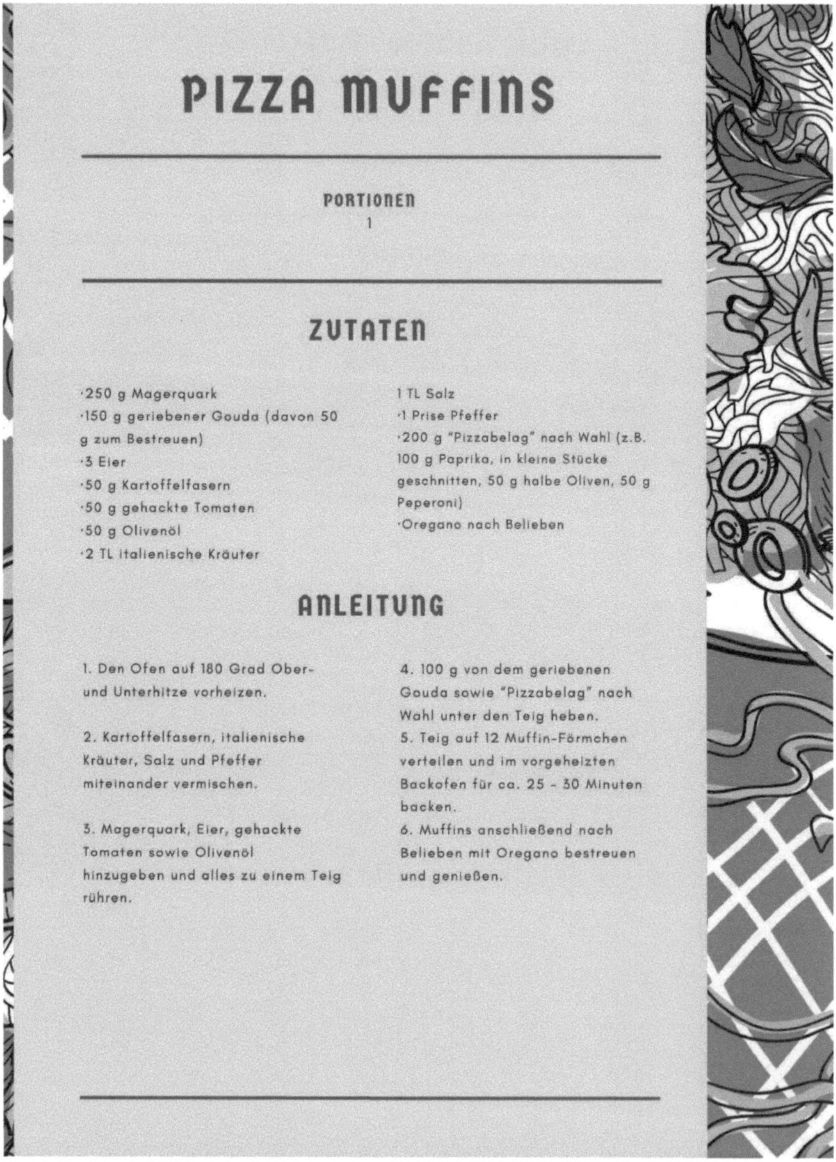

PIZZA MUFFINS

PORTIONEN
1

ZUTATEN

·250 g Magerquark
·150 g geriebener Gouda (davon 50 g zum Bestreuen)
·3 Eier
·50 g Kartoffelfasern
·50 g gehackte Tomaten
·50 g Olivenöl
·2 TL italienische Kräuter

1 TL Salz
·1 Prise Pfeffer
·200 g "Pizzabelag" nach Wahl (z.B. 100 g Paprika, in kleine Stücke geschnitten, 50 g halbe Oliven, 50 g Peperoni)
·Oregano nach Belieben

ANLEITUNG

1. Den Ofen auf 180 Grad Ober- und Unterhitze vorheizen.

2. Kartoffelfasern, italienische Kräuter, Salz und Pfeffer miteinander vermischen.

3. Magerquark, Eier, gehackte Tomaten sowie Olivenöl hinzugeben und alles zu einem Teig rühren.

4. 100 g von dem geriebenen Gouda sowie "Pizzabelag" nach Wahl unter den Teig heben.
5. Teig auf 12 Muffin-Förmchen verteilen und im vorgeheizten Backofen für ca. 25 – 30 Minuten backen.
6. Muffins anschließend nach Belieben mit Oregano bestreuen und genießen.

Abbildung 12

Die 3. Teilgruppe bereitet den Nachtisch zu: Cappuccino Creme (Angaben für 4 Portionen):

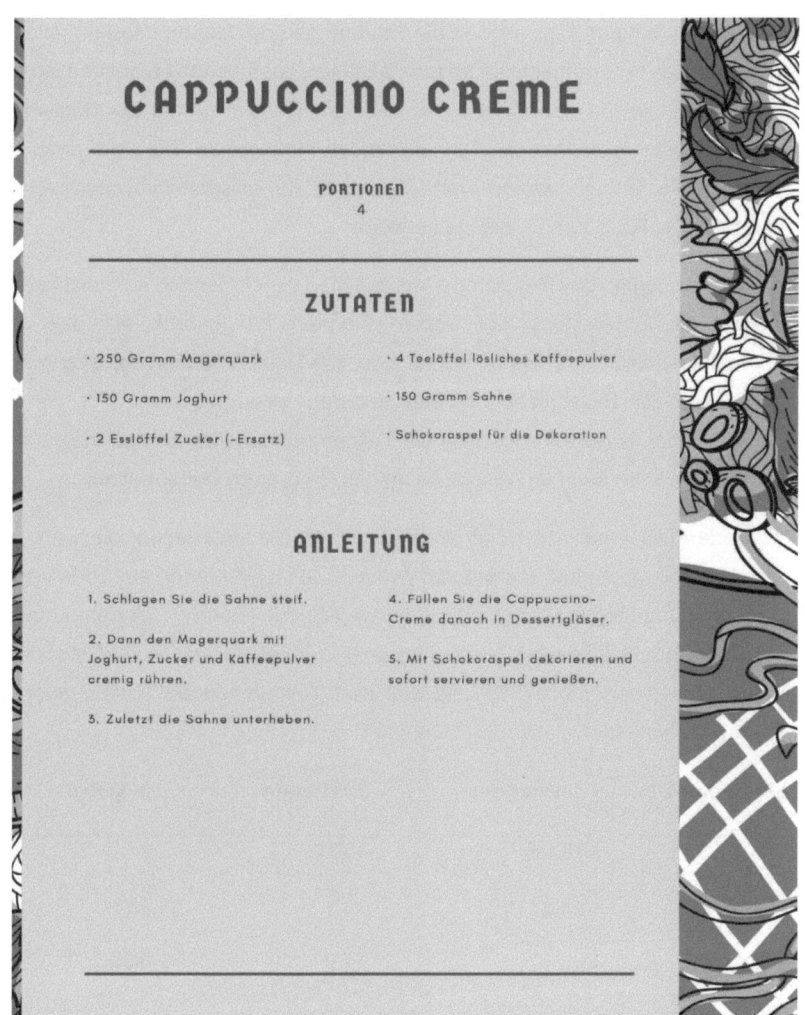

CAPPUCCINO CREME

PORTIONEN
4

ZUTATEN

· 250 Gramm Magerquark

· 150 Gramm Joghurt

· 2 Esslöffel Zucker (-Ersatz)

· 4 Teelöffel lösliches Kaffeepulver

· 150 Gramm Sahne

· Schokoraspel für die Dekoration

ANLEITUNG

1. Schlagen Sie die Sahne steif.

2. Dann den Magerquark mit Joghurt, Zucker und Kaffeepulver cremig rühren.

3. Zuletzt die Sahne unterheben.

4. Füllen Sie die Cappuccino-Creme danach in Dessertgläser.

5. Mit Schokoraspel dekorieren und sofort servieren und genießen.

Abbildung 13

... 2.2.2.7 Kursstunde 7: Abschlussgespräch und Wiegen

Die 7. und letzte Kursstunde dient einem letzten, gemeinsamen Austausch der Teilnehmenden. Hier werden die Erfahrungen der letzten Wochen miteinander geteilt, es wird gemeinsam besprochen, was gut funktioniert hat und wo es noch Schwierigkeiten gab. Dies bietet der Kursleitung nochmal die Möglichkeit auf bestimmte Probleme der Teilnehmenden einzugehen. Dies soll dazu dienen, dass die Teilnehmenden auch nach dem Kursprogramm weitermachen und dafür die Tools haben, die sie benötigen.

Wie zu Beginn des Programms werden die Teilnehmenden nochmals gewogen, um die Entwicklung der letzten Wochen im Hinblick auf das Gewicht festzuhalten. Auch dies erfolgt so, dass die Teilnehmenden selbst entscheiden, ob sie die Ergebnisse mit den anderen teilen möchten. Für die weitere Motivation ist es wichtig, dass die Teilnehmenden ihre Erfolge messbar sehen und motiviert auch im Anschluss an das Programm weitermachen.

Jeder Teilnehmende erhält zum Abschluss die Unterlagen, die während des Konzepts gezeigt und erarbeitet wurden. Zusätzlich erhält am Ende der letzten Kursstunde jeder Teilnehmende einen „Abnehm-Buddy", mit dem er sich nach Ende des Kurses weiterhin regelmäßig austauschen soll. Dies dient der gegenseitigen Motivation und soll den Teilnehmenden helfen, auch weiter dranzubleiben.

TeilnehmerIn	1. Wiegen	2. Wiegen	3. Wiegen
1	102,7	100,2	97,8
2	98,3	99,1	96,5
3	89,7	87,2	85,8
4	83,9	81,5	79,9
5	63,7	61,9	61,2
6	62,8	62,1	60,9

Abbildung 14

2.3   Motivationsstrategien

Die folgenden Punkte können den Teilnehmenden auch im Anschluss des Kurskonzepts helfen durchzuhalten, langfristig abzunehmen und ein Gespür für den Umgang mit ihrer Ernährung zu entwickeln.

1. Positiv denken

Das Mindset und die Einstellung zu dem Thema Ernährung ist wichtig! Die Teilnehmenden sollten ihre Gedanken ins Positive umwandeln. Statt der Schokolade hinterher zu trauern, wäre eine alternative Sichtweise: Ich kann mich durch leckere Alternativen testen und experimentieren. Die beste Motivation ist es, sein Zeil vor Augen zu behalten.

2. Realistische Ziele setzen

Möchte ein Teilnehmender beispielsweise 20 Kilo abnehmen, liegt diese Herausforderung oft wie ein unbezwingbarer Berg vor ihm. Aber auch Bergsteiger müssen sich kleine Etappen setzen, um weit zu kommen. Daher ist es wichtig, sich realistische Ziele zu stecken und sich über jede Etappe zu freuen, die man geschafft hat. Eine realistische und gesunde Gewichtsabnahme liegt bei etwa 0,5 bis zu einem Kilo pro Woche – das macht etwa zwei Kilo im Monat. Klingt im ersten Moment nicht nach viel, sorgt aber dafür, dass die verlorenen Kilos auch langfristig wirklich wegbleiben. Zumal man diese Kilo auch nicht innerhalb von ein paar Tagen zugenommen hat.

3. Belohnungen

Belohnungen können zudem helfen, indem man die kleinen Ziele feiert: Beispielsweise Blumen nach den ersten 5 Kilo, ein Kinobesuch nach 10 Kilo oder einen Besuch im Lieblingsrestaurant nach 15 Kilo.

4. Kleidung

Ein Kleidungsstück, welches (noch) zu klein ist, kann zur Motivation beitragen. Auch alte Kleidung, die mittlerweile zu groß geworden ist, kann einem Aufzeigen, was man bereits erreicht hat. Steigt man zum Beispiel ab und zu in eine der alten Hosen, so siehst man auf einen Blick, wie viel man schon geschafft hat.

5. Fotos

Es gibt ein Foto aus der Zeit, in der man schlanker war und sich wohler gefühlt hat? Prima! Dieses Foto kann zum Beispiel dabei helfen, wenn es am Kühlschrank hängt, daran erinnert zu werden, wo man wieder hinmöchte. Auch ein Foto aus einer Zeit, in der man weniger zufrieden war, kann z.B. in der Süßigkeiten-Schublade helfen. Es sorgt im ersten Moment vielleicht für etwas Frust, kann aber dabei helfen, lieber zum Apfel zu greifen als zur Schokolade.

6. Auf Kurven setzen

Und damit sind nicht nur die Körperlichen gemeint. Sein Gewicht nach dem Wiegen in eine Fieberkurve einzutragen, hilft bei der Visualisierung seiner Erfolge – es gibt mittlerweile viele Apps mit dieser Funktion. Dann sieht man auf einen Blick, wie es bergab geht und was seit dem Start schon geschafft wurde, vor allem dann, wenn es mal eine Woche nicht so läuft. Und es hilft dabei auch frühzeitig gegenzulenken, sollte es sich mal wieder in die andere Richtung entwickeln.

7. Entspannt ablenken

Einige Menschen neigen dazu, aus Langeweile zu essen. Da hilft Ablenkung– meist lässt Heißhunger nach kurzer Zeit nach. Ein kleiner Spaziergang, oder ein schönes Buch in der Badewanne können dabei helfen.

8. Einen Abnehm-Buddy suchen

Sich einen Abnehm-Buddy zu suchen und Erfahrungen mit anderen auszutauschen, die auch gerade abnehmen, kann doppelt helfen. Diese können sich nicht nur gegenseitig motivieren, sondern auch trösten, wenn die Waage mal nicht so mitspielt.

9. Alltagsfallen vorbeugen

Seiner Familie und seinen Freunden mitzuteilen, dass man abnehmen möchte, kann helfen damit diese einen unterstützen können und nicht unbewusst mit Popcorn und Schokolade zum Filmabend einladen.

10. Hör auf zu Essen, wenn du satt bist

Es kommt vor, dass wir weiteressen, auch wenn wir eigentlich längst satt sind. Hierbei kann helfen, die Reste nach dem Essen sofort außer Sichtweite zu stellen. Halbvollen Töpfen vor der Nase können das Risiko erhöhen sich einen Nachschlag zu nehmen, auch, wenn man eigentlich schon längst satt ist. Ein kleinerer Teller kann ebenfalls bei der Portionskontrolle helfen.

11. Süßigkeiten und Chips sind erlaubt

Sich Chips und Süßigkeiten zu verbieten, schürt nur den Heißhunger und macht unzufrieden. In diesem Zusammenhang passt sehr gut die Aussage: „Die Dosis macht das Gift". Besser ist es daher sich bewusst eine Kleinigkeit zu gönnen und zu genießen. Wer seine Mahlzeiten plant und trackt, kann dies bewusst mit in die Tagesplanung aufnehmen.

Wichtig für die Motivation und das Durchhalten ist es, seine Fortschritte und Erfolge zu messen! Hierfür gibt es unterschiedliche Möglichkeiten, aus denen sich die Teilnehmenden die aussuchen können, die für sie persönlich am besten passt. Eine beispielhafte Auswahl könnte dafür sein:

 Waage
Wiege dich 3-4 mal pro Woche und bilde den Wochendurchschnitt

 Bilder
Schieße regelmäßig Vergleichsfotos

 Maßband
Miss deine Körperumfänge (Bauch, Arme, Beine etc.)

 Trainingstagebuch
Schreibe dir deine sportlichen Leistungen (z.B. Sätze und Wiederholungen) auf.

Abbildung 15

3. Fazit

Ein Gruppenkonzept kann ein großartiges Instrument zum Abnehmen sein, aus meiner Sicht ist es aber schlicht und ergreifend nicht für Jeden geeignet.

Bei der Zielgruppe der Schichtarbeitenden sind natürlich Rahmenbedingungen zu beachten, die etwas vom „Durchschnitt" abweichen. Die leichte Low Carb Ernährung und die für dieses Kurskonzept gewählte Makroverteilung, würde ich z.B. anderen Abnehmgruppen nicht empfehlen. Andere Aspekte dieses Kurskonzepts, wie z.B. die die Alltagsbewegung zu steigern, würde ich generell empfehlen, da es den Kalorienverbrauch steigern kann. Auch die Motivationsstrategien halte ich für andere (Gruppen-)Konzepte zum Abnehmen für hilfreich und leicht umsetzbar.

Weiter sind die Gegebenheiten, die an meinem Beispiel durch den Arbeitgeber geschaffen wurden, nicht selbstverständlich und für viele betriebliche Akteure in der Form vielleicht nicht umsetzbar. In meinem Beispiel werden die Präventionsschichten als Arbeitszeit durch den Arbeitgeber angeboten, was die Hürde natürlich sehr niedrig hält. Ich befürchte, dass dieses Angebot, sollte es außerhalb der Arbeitszeit liegen, für viele weniger attraktiv erscheinen.

Generell halte ich ein Kurskonzept für Menschen sinnvoll, die allein Probleme haben, sich zu motivieren. Ein gemeinsames Ziel zu haben und dieses zu verfolgen, kann sich zudem positiv auswirken. Auch der Druck, der durch das soziale Gefüge einer Gruppe entstehen kann, ist für manche Menschen hilfreich. Man möchte beim Wiegetag den anderen Teilnehmenden berichten können, dass man ebenfalls abgenommen hat. Es könnte auch ein kleiner Wettstreit entstehen, wer die besten Ergebnisse erzielt hat, was wiederum zur Motivation beitragen kann. Auch die Möglichkeit, sich mit den anderen Teilnehmenden aus der Gruppe austauschen zu können, hilft vielen dabei dranzubleiben.

An seine Grenzen kommt das Gruppenprogramm an der Stelle, dass nicht auf jeden so individuell eingegangen werden kann, wie dies in einer Einzelbetreuung der Fall wäre. In einer Gruppe fallen vielleicht auch Personen weniger auf, die sich zurückhalten, weniger Fragen stellen, sich hinter anderen „verstecken" usw. Hier ist es an der Kursleitung darauf zu achten, dass auch diese Personen die Beratung und Betreuung bekommen wie die, die sich kommunikativ und durch ihre Art vielleicht eher in den Vordergrund stellen. Auch kann der eigene Fokus in der Gruppe verloren gehen. Wie in allen Bereichen des Lebens können natürlich auch in einer Gruppe durch Kommunikation Missverständnisse entstehen, die zusätzlich Zeit und Nerven kosten. Eine Gruppe kann auch dazu genutzt werden, um gemeinsam im Selbstmitleid zu versinken. Die Wahrscheinlichkeit, in einer Gruppe jemanden zu finden der die eigenen Ausreden nachvollziehen und bekräftigten kann, ist in einer Gruppe ebenfalls erhöht. Auch hier ist es an der Kursleitung, moderierend einzugreifen.

Eine Gruppe kann auch zu Neid und Frust beitragen, wenn ein anderer mehr abnimmt, bessere Erfolge vorweisen kann oder disziplinierter agiert.

Letztlich gibt es aber auch Personen, die einfach keine Gruppe brauchen/wollen. Manche Personen werden durch Andere eher „ausgebremst" und sind selbst so motiviert und diszipliniert, dass sie durch die Gruppe eher gestört/behindert würden.

Es ist daher an mir zu Beginn der Beratung herauszufinden, was die Person, die durch mich unterstütz werden möchte, benötigt, um erfolgreich abzunehmen.

4. Literatur- und Abbildungsverzeichnis

Anja Schienkiewitz, G. B. (2017). *Journal of Health Monitoring Fact Sheet*. Von Journal of Health Monitoring Fact Sheet: https://www.rki.de/DE/Content/Gesundheitsmonitoring/Gesundheitsberichterstattung/GBEDow nloadsJ/FactSheets/JoHM_2017_02_Uebergewicht_Adipositas_Erwachsene.pdf?__blob=publ icationFile abgerufen

AOK. (22. Juli 2021). Von https://www.aok.de/fk/betriebliche-gesundheit/gesundes-essen-bei-der-arbeit/gesund-ernaehrung-im-schichtdienst/ abgerufen

RKI. (2014). Von https://www.rki.de/DE/Content/Gesundheitsmonitoring/Themen/Uebergewicht_Adipositas/Adip ositas_TAB.html abgerufen

* URL: https://www.gabal-magazin.de/karriere/gewohnheiten/
** URL: https://www.bachelorprint.de/methodik/smart-ziele/
*** URL: https://gesundheit-ernaehrung-fitness.de/joggen-fuer-anfaenger/

BEI GRIN MACHT SICH IHR WISSEN BEZAHLT

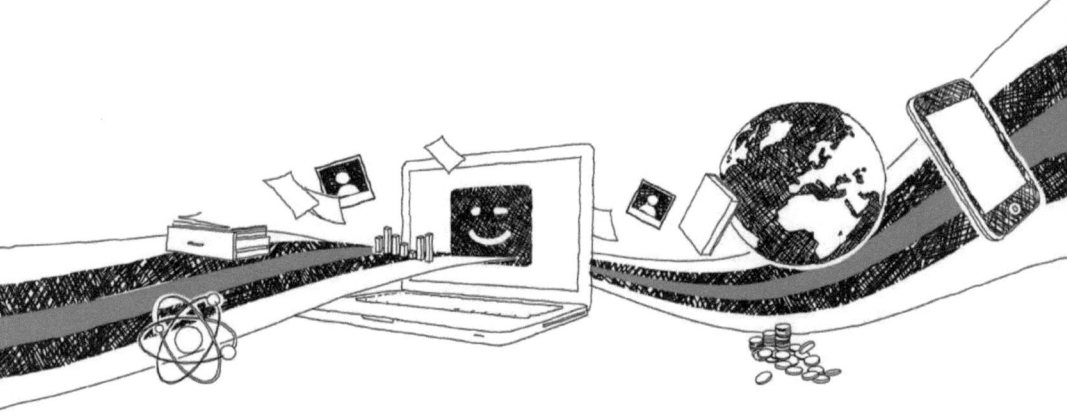

- Wir veröffentlichen Ihre Hausarbeit,
  Bachelor- und Masterarbeit

- Ihr eigenes eBook und Buch -
  weltweit in allen wichtigen Shops

- Verdienen Sie an jedem Verkauf

Jetzt bei www.GRIN.com hochladen und kostenlos publizieren

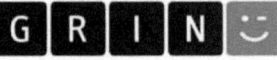